BEI GRIN MACHT SICH IHR WISSEN BEZAHLT

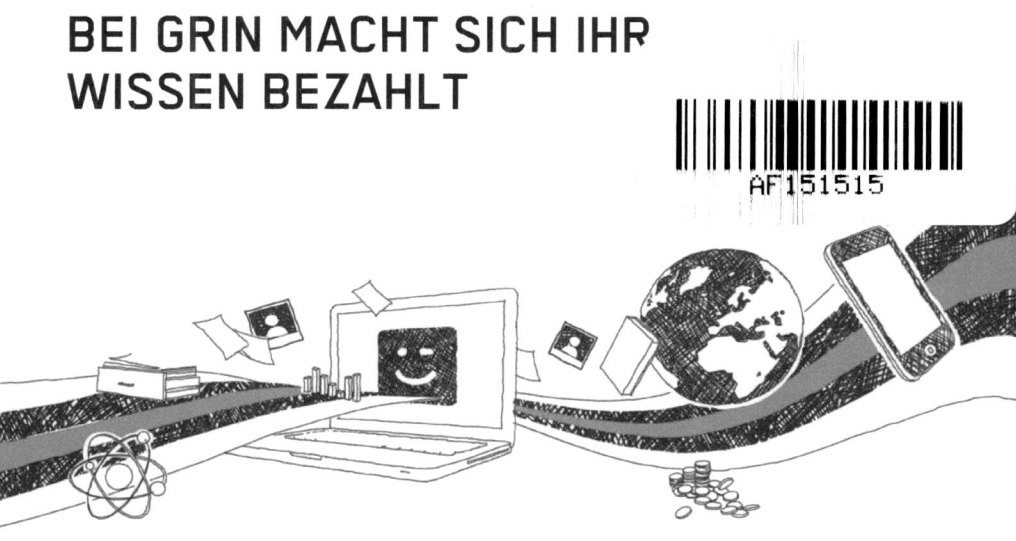

AF151515

- Wir veröffentlichen Ihre Hausarbeit, Bachelor- und Masterarbeit

- Ihr eigenes eBook und Buch - weltweit in allen wichtigen Shops

- Verdienen Sie an jedem Verkauf

Jetzt bei www.GRIN.com hochladen und kostenlos publizieren

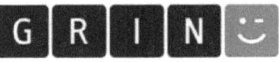

Katharina Daub

Das Kommunikationsmodell von Friedemann Schulz von Thun. Anwendung bei pflegenden Angehörigen demenzkranker Patienten in der ambulanten Pflege

GRIN Verlag

Bibliografische Information der Deutschen Nationalbibliothek:

Die Deutsche Bibliothek verzeichnet diese Publikation in der Deutschen National-
bibliografie; detaillierte bibliografische Daten sind im Internet über http://dnb.d-
nb.de/ abrufbar.

Impressum:

Copyright © 2013 GRIN Verlag GmbH
Druck und Bindung: Books on Demand GmbH, Norderstedt Germany
ISBN: 978-3-656-95083-7

Dieses Buch bei GRIN:

http://www.grin.com/de/e-book/296363/das-kommunikationsmodell-von-friede-
mann-schulz-von-thun-anwendung-bei

GRIN - Your knowledge has value

Der GRIN Verlag publiziert seit 1998 wissenschaftliche Arbeiten von Studenten, Hochschullehrern und anderen Akademikern als eBook und gedrucktes Buch. Die Verlagswebsite www.grin.com ist die ideale Plattform zur Veröffentlichung von Hausarbeiten, Abschlussarbeiten, wissenschaftlichen Aufsätzen, Dissertationen und Fachbüchern.

Besuchen Sie uns im Internet:

http://www.grin.com/

http://www.facebook.com/grincom

http://www.twitter.com/grin_com

Inhaltsverzeichnis

1. Einleitung

„Die Demenzerkrankung erfasst im Krankheitsverlauf alle Lebensbereiche: Der Betroffene wird nicht nur vergesslicher, sondern verliert Zug um Zug seine Fähigkeiten, selbstständige Tätigkeiten auszuüben, für sich zu sorgen und Beziehungen zu pflegen. Das heißt, er wird schrittweise immer hilfloser. Das ist nicht nur für ihn ein sehr schweres Los, sondern auch für die anderen Familienmitglieder und natürlich besonders für diejenigen, der die Hauptlast der Pflege auf sich nimmt." (Engel 2006, 12). In Deutschland leben nach Schätzungen ca. 1,3 Millionen Menschen mit einer Demenz (Schüttlerlin 2011). Aufgrund des demografischen Wandels, werden die Zahlen der demenziell erkrankten Menschen in Deutschland stetig wachsen (Schüttlerlin 2011). Die meisten der an Demenz erkrankten werden nach wie vor zu Hause in ihrer gewohnten Umgebung versorgt (Schüttlerlin 2011). Die Belastung der pflegenden Angehörigen, bei demenziell erkrankten Menschen, ist sehr hoch. Da die zu leistende Pflege psychisch sehr belastend ist, aufgrund von Wesensveränderungen durch die Demenz, kann es bspw. zu einem gestörtem Tag-/Nachtrhythmus etc. kommen (Schüttlerlin 2011). Häufig werden pflegende Angehörige bei der täglichen Pflege von ambulanten Pflegediensten unterstützt, gerade bei professionellen Pflegekräften kann von den Angehörigen auch einmal „Dampf abgelassen" werden. Immer wieder kommt es vor, dass Angehöriger demenziell erkrankter Menschen, Kritik an professionelle Pflegekräfte richten. Dabei, zeigt die Erfahrung in diesem Bereich und Kenntnisse über Kommunikationsmodelle aus der Ausbildung und einem mehrtägigen Kommunikationstrainings, dass diese Kritik, häufig nicht an die professionellen Pflegekräfte persönlich gerichtet ist, sondern häufig ganz andere Ursachen hat (demenz-kompakt 2012). Im ersten Teil dieser Hausarbeit, soll das Kommunikationsmodell von Friedemann Schulz von Thun in seinen Kernelementen beschrieben werden. Es werden die Entstehung, die Grundlagen und die Ziele des Kommunikationsmodells beschrieben. Diese Beschreibung wird sich allgemein auf die Kommunikation zwischen Sender und Empfänger beziehen. Im zweiten Teil dieser Hausarbeit wird das Kommunikationsmodell in den Kontext der Thematik pflegender Angehöriger demenziell erkrankter Menschen gestellt. Es soll heraus gearbeitet werden, welche Belastungen für pflegende Angehörige demenziell erkrankter Menschen besteht und wie dies in der Praxis zu einer gestörten Kommunikation zwischen pflegendem Angehörigen und professioneller Pflegekraft führen kann. Daraus soll erfolgen, wie professionelle Pflegekräfte eine gestörte Kommunikation durch Kenntnisse des Kommunikationsmodells vermeiden können. Es wird auf die weibliche Schreibweise bei Sender und Empfänger aus Gründen der Einfachheit verzichtet. Die beschriebene Situation im Fallbeispiel hat so sattgefunden, die Namen sind jedoch erfunden, aus Gründen der Anonymisierung.

2. Methode

Zur Bearbeitung diese Hausarbeit wurde die Methode der Literaturrecherche verwendet. Recherchiert wurde nach den aufgeführten Begriffen der Gliederung. Während der Literaturrecherche stellte sich heraus, dass es schwierig ist, Literatur zu finden, die sich mit dem Umgang über pflegenden Angehörigen beschäftigt. Häufig findet sich Literatur im Umgang, professionelle Pflegekraft mit demenziell erkrankten Menschen selbst oder, wie Angehörige mit demenziell erkrankten Menschen in ihrer Umgebung umgehen sollten, aber wenig über die Kommunikation zwischen Pflegekraft und pflegenden Angehörigen. Es wurde eine Webseite gefunden (keine wissenschaftliche Quelle), die auf den Umgang mit pflegenden Angehörigen eingeht, diese wurde teilweise für die Hausarbeit mit verwendet und findet sich im Literaturverzeichnis wieder. Daher wird sich zeitweise auch auf Erfahrungen aus der Praxis gestützt. Da das Kommunikationsmodell von Friedemann Schulz von Thun sehr ausführlich und umfassend ist, werden nur die Kernelemente des Kommunikationsmodells beschrieben, da eine vollständige Erläuterung den Umfang dieser Hausarbeit übersteigen würde, es wird jeweils auf die angegebene Literatur verwiesen. Auf die Demenzerkrankung wird in dieser Hausarbeit nicht eingegangen, auch dies würde, den vorgegebenen Umfang der Hausarbeit übersteigen. Es wird vielmehr auf die pflegenden Angehörigen und deren Belastung aufgrund der zu leistenden Pflege eingegangen und jeweils auf die angegebene Literatur verwiesen. Es wird nur deutschsprachige Literatur verwendet.

3. Kommunikationsmodell – Friedemann Schulz von Thun

3.1. Entstehung des Kommunikationsmodells

Friedemann Schulz von Thun studierte Psychologie in Hamburg. Sein Professor, Reinhard Tausch, rief 1969 eine Forschungsprojekt ins Leben. Darin sollte es um die Fragestellung gehen, wie Informationen verständlich vermittelt werden sollen (Schulz von Thun 2011, 12f.), daraus entwickelte sich langsam das „Hamburger Verständlichkeitsmodell" (Schulz von Thun 2011, 13). 1970 bat ein Hamburger Industrieunternehmen, die Gruppe um Reinhard Tausch, einen „[…]psychologischen Beitrag zur Kommunikationsfähigkeit von Mitarbeitern[…]" (Schulz von Thun 2011, 13) zu liefern (Schulz von Thun 2011). Aus den gegebenen Denkansätzen entstand 1977 von Friedemann Schulz von Thun ein Quadrat, das die vier Seiten einer Nachricht aufzeigt. Mit Hilfe dieses Quadrats ist es möglich eine Nachricht in den Sachaspekt,

4

den Beziehungsaspekt, den Selbstoffenbarungsaspekt und den Appellaspekt (Schulz von Thun 2011) zu unterteilen. Schulz von Thun (2011, 11f.) richtet seine Bücher „Miteinander reden" an die Allgemeinheit, mit dem Anliegen, die Kommunikation etwas deutlicher zu machen. Auf die einzelnen Seiten einer Nachricht wird in den nachfolgenden Teilen der Arbeit eingegangen.

3.2. Grundlagen einer Nachricht

In der zwischenmenschlichen Kommunikation gibt es immer einen Sender und einen Empfänger. Der Sender ist derjenige, der seinem Gegenüber etwas mitteilen möchte, er hat also eine Nachricht. Der Empfänger ist derjenige, an den sich die Nachricht des Senders richtet (Schulz von Thun 2011). Häufig stimmen die gesendeten Nachrichten mit den empfangenen Nachrichten überein, es hat also eine Verständigung stattgefunden (Schulz von Thun 2011). Der Empfänger hat die Möglichkeit, die empfangene Nachricht zurückzumelden, dadurch kann der Empfänger sicherstellen, dass das was er verstanden hat, auch das war was der Sender beabsichtigte zu sagen (Schulz von Thun 2011). Eine solche Rückmeldung der Nachricht nennt man Feedback (Schulz von Thun 2011). Eine Nachricht hat jedoch nicht nur einen Teil, sie besteht immer aus vier Teilen, dieses macht die zwischenmenschliche Kommunikation häufig so schwierig und es kann zu einer gestörten Kommunikation kommen (Schulz von Thun 2011). Die vier Seiten einer Nachricht werden in den nachfolgenden Kapiteln dieser Hausarbeit noch genauer erläutert. Eine Nachricht enthält folglich einige Botschaften mehr, als man auf den ersten Eindruck denkt (Schulz von Thun 2011). Bei gesendeten Nachrichten ist in explizite und implizite Botschaften zu unterscheiden. Explizite Botschaften sind die Botschaften, die ausdrücklich formuliert werden, sozusagen ohne Umschweife zu machen. Implizite Botschaften sind die Botschaften, in denen etwas zwischen den Zeilen gelesen werden kann, d.h. es steckt etwas in der Nachricht oder es könnte wenigstens etwas in der Nachricht stecken, das jedoch nicht wörtlich formuliert wird (Schulz von Thun 2011). Diese expliziten und impliziten Botschaften sind auf allen vier Seiten einer Nachricht möglich. Häufig ist es so, dass die implizit gesendeten Botschaften sogar die eigentliche Hauptbotschaft einer Nachricht ausmachen. Im Notfall kann man sich so aus einer Sache noch besser herausreden, da man ja nichts direkt geäußert hat (Schulz von Thun 2011). Der nonverbale Teil einer Nachricht ist vor allem, bei den impliziten Botschaften nicht außer Acht zu lassen, da diese Botschaften häufig auf nonverbalem Wege zum Ausdruck gebracht werden. Dies geschieht demnach über die Stimme, die Betonung, die Aussprache, Gestik und Mimik. Wie sagt man doch häufig so schön? „Der Ton, macht die Musik". Eine Nachricht kann, durch den nonverbalen Teil, mit den gleichen Worten, sehr verschiedenen Bedeutungen haben (Schulz von Thun 2011). Schulz von Thun beschreibt, die Kongruenz bzw. Authentizität und die Inkongruenz in seinem Werk, hierbei bezieht er sich auf Carl Rogers (Schulz von Thun 2011, 131ff.). Unter Kongruenz wird verstanden, wenn jemand das nach außen trägt, was innerlich in ihm vorgeht. Inkongruenz ist folglich, wenn jemand eine Rolle spielt, sich nach außen anders gibt, als er sich innerlich fühlt (Rogers 2006). Um eine kongruente Selbstoffenbarungsnachricht zu senden, ist es wichtig, dass dem Sender klar ist, wie er sich innerlich fühlt (Schulz von Thun 2011, 133). Um einem Sender Glauben schenken zu können, ist es wichtig, dass der Sender versucht, kongruent zu sein. Dies gelingt nicht immer vollständig, jedoch ist eine Annäherung auch schon ausschlaggebend dafür, ob der Empfänger den Sender als kongruent empfindet (Rogers 2006). Für den Sender ist es wichtig zu wissen, wie er sich innerlich fühlt und diesen auch zum Ausdruck zu bringen, da es sonst zu einem Stau der Gefühle kommt und das nicht ewig ausgehalten werden kann (Rogers 2006, 308ff.). Schulz von Thun ist der Auffassung, dass es sehr wichtig ist, kongruent zu sein, da dies der Vorbeugung von Konflikten innerhalb der Kommunikation dient (Schulz von Thun 2011, 137ff.). Das Zitat, „Man kann nicht nicht kommunizieren" (Watzlawick 2003, 53) muss an dieser Stelle abschließend gebracht werden, da auch Schulz von Thun der Auffassung ist, dass Kommunikation immer in zwischenmenschlichen Beziehungen stattfindet (Schulz von Thun 2011, 37).

3.3.   Die Sachseite

Um   Sachaspekte   klar   und   verständlich   mitzuteilen   diente   das Hamburgerverständlichkeitsmodell (Schulz von Thun 2011, 14). Auf der Sachseite kommt es darauf an, Inhalte rein sachlich weiterzugeben. Sie dient sozusagen, dem Austausch von Sachinformationen (Schulz von Thun 2011, 28). Häufig besteht jedoch das Problem, dass ein Gespräch nicht immer rein sachlich verläuft, entweder weichen Sender und Empfänger immer wieder auf andere Seiten aus oder der Empfänger ist nicht immer rein bei der Sache (Schulz von Thun 2011, 147). Ein zweites Problem liegt darin, dass es für den Empfänger zeitweise schwierig sein kann, eine Sachinformation immer richtig zu verstehen, oder diese werden teilweise gar nicht verstanden (Schulz von Thun 2011, 147). Vielen fällt es schwer eine Verständigung rein auf der Sach-Ebene auszuführen, dies liegt daran, dass diese Art von Verständigung eine eher ungeübte ist. Häufig wird sachlich doch so kommuniziert, dass Gefühle und Strebungen mit in die Nachricht fallen. Solange diese nicht die Oberhand gewinnen, findet eine Kommunikation weiter auf der Sachebene statt (Schulz von Thun 2011, 147f.).

3.4.   Die Selbstoffenbarungsseite

In jeder Nachricht steckt eine Information über den Sender, die   sogenannte Selbstoffenbarung. Ein Sender gibt in jeder Nachricht etwas von sich selbst preis, ob er dies beabsichtigt oder unbeabsichtigt tut spielt dabei keine Rolle, er gibt etwas preis, ob er will oder nicht, laut Schulz von Thun ist dies ein existentielles Phänomen (Schulz von Thun 2011, 109). „Diese Selbstoffenbarung kann mehr oder weniger bewusst, mehr oder weniger reichhaltig und tiefgreifend und mehr oder weniger getarnt und versteckt sein – aber kann nicht nicht sein." (Schulz von Thun 2011, 109). Wenn ein Sender, einen sachlichen Inhalt weitergeben möchte, macht er sich trotzdem häufig auch bspw. darüber Gedanken, wie er bei dem Empfänger ankommt, ob er einen guten Eindruck hinterlässt und/oder kompetent wirkt auf seinem Gebiet, dies kostet den Sender, aber auch den Empfänger viel Energie (Schulz von Thun 2011, 29). Schulz von Thun spricht dabei von einer Selbstoffenbarungsangst (2011, 109). Die Selbstoffenbarungsangst wird besonders deutlich in Situationen, wo der Sender weiß, dass der Empfänger eine Nachricht mit dem Selbstoffenbarungs-Ohr hört. Als ein gutes Beispiel hierfür nennt Schulz von Thun (2011, 110) die Prüfungsangst. Aber auch in alltäglichen Situationen besteht die Selbstoffenbarungsangst, da in jeder Nachricht immer eine Selbstoffenbarung enthalten ist. Durch negative Beurteilungen von anderen, aber auch häufig vom Sender selbst aus, kommt die Selbstoffenbarungsangst zustande. Häufig passiert es, dass der Sender sich dadurch nicht traut etwas zu sagen, besonders bei einer großen Gruppe von Empfängern ist dies der Fall (Schulz von Thun 2011, 110f.). Die Selbstoffenbarungsangst findet laut Schulz von Thun (2011, 112f.) seinen Ursprung schon in der frühen Kindheit. Der Sender besitzt Möglichkeiten die Selbstoffenbarungsseite zu gestalten. Schulz von Thun unterteilt dies grob in die Imponier- und Fassadentechnik (2011, 118). Die Imponiertechnik benutzt der Sender, um sich selbst als gut oder besser darzustellen. Dies geschieht meist beiläufig, bspw. durch gehobene Sprache oder nebenbei gemachte Bemerkungen, die den Sender besonders hervorheben (Schulz von Thun 2011, 119f.). Nicht immer gelingt die Imponiertechnik, dies ist abhängig davon, ob der Empfänger auf diese Art des Imponierens anspringt (Schulz von Thun 2011, 120). Bei der sogenannten Fassadentechnik spielt die Selbstoffenbarungsangst wieder eine Rolle, da der Sender diese Angst verspürt, hat er Methoden entwickelt, wie er etwas verbergen kann (Schulz von Thun 2011, 121ff.). Das Wort „Ich" wird hierbei häufig umgangen, es wird ersetzt durch Worte wie „man, wir, es". Des Weiteren wird häufig eine Frage gestellt durch die der Sender die Möglichkeit nutzt, dass andere etwas von sich preis geben müssen. Oftmals werden auch „Du-Botschaften" gesendet, anstatt von sich selbst und seinem Empfinden etwas zu sagen (Schulz von Thun 2011, 124ff.).

Der Sender kann eine Selbstoffenbarung auch so gestalten, dass er sich selbst schlechter darstellt als er ist, um bspw. beim Empfänger einen Widerspruch zu erzielen und ein Kompliment zu bekommen, Schulz von Thun spricht dabei von einer demonstrativen Selbstverkleinerung (2011, 127f.). Außerdem ist auf der Selbstoffenbarungsseite die Wichtigkeit der kongruenten und inkongruenten Nachrichten noch einmal zu erwähnen, wie in Kapitel 3.2. beschrieben, wenn eine Nachricht kongruent ist, wird dem Sender eher Glauben geschenkt, da der Empfänger den Eindruck erhält, dass der Sender auch innerlich mit dem übereinstimmt, was er nach Außen trägt.

3.5. Die Beziehungsseite

Aus einer gesendeten Nachricht kann man außerdem Schlüsse ziehen, wie der Sender zu dem Empfänger steht. Dies macht sich durch, Tonfall, Formulierung und Non-verbalem Verhalten bemerkbar (Schulz von Thun 2011, 30). In dieser Seite liegt ebenfalls ein Stück Selbstoffenbarung, aber da der Empfänger hier, im Gegensatz zur Selbstoffenbarung vgl. Kapitel 3.4. persönlich betroffen ist, wird dieser Teil der Nachricht unterschieden (Schulz von Thun 2011, 30). Auf der Beziehungsseite sind immer zwei unterschiedliche Botschaften vorhanden, zum einen wie der Sender zu dem Empfänger steht und zum anderen was der Sender von dem Empfänger hält (Schulz von Thun 2011, 182ff.). Fühlt der Empfänger sich auf der Beziehungsseite nicht richtig behandelt, kommt es zu einem Konflikt, Sachinhalte werden bspw. gar nicht wahrgenommen, da der Empfänger entrüstet ist, über die Art und Weise wie der Sender auf der Beziehungsseite mit dem Empfänger spricht (Schulz von Thun 2011, 183f.). Der Sender hat verschiedene Möglichkeiten, dem Empfänger in seiner Nachricht zu vermitteln, wie er zu ihm steht. Hierzu wird das Verhaltenskreuz und die Transaktionale Analyse genannt (Schulz von Thun 2011, 184ff.). Das Verhaltenskreuz beinhaltet, Wertschätzung und Lenkung/Bevormundung. Unter dem Begriff Wertschätzung wird verstanden, dass man dem Empfänger zum Ausdruck bringt, dass er eine vollwertige, gleichberechtigte Person ist, das Gegenteil wäre dann die Geringschätzung (Schulz von Thun 2011, 187). Unter Lenkung/Bevormundung versteht man, den Empfänger durch gewisse Verhaltensweisen so zu lenken, dass er in seinem Tun und seinem Denken stets von dem Sender beeinflusst ist (Schulz von Thun 2011, 187f.). Daraus ergeben sich verschiedene Erziehungsstile, der autoritäre Stil, der patriarchalische-fürsorgliche Stil, der Laisse-faire-stil und der partnerschaftlich-sozialintegrative Stil (Schulz von Thun 2011, 189ff.). Bei der Transaktionalen Analyse geht es um das Eltern-Ich, das Kindheits-Ich und das Erwachsenen-Ich. „Das Eltern-Ich hat zwei Aspekte: Entweder zeigt es sich kritsch-verurteilend-moralisierend oder aber fürsorglich." (Schulz von Thun 2011, 195f.). Das Kindheits-Ich zeigt sich durch

8

Verhaltensweisen die entweder, natürlich, angepasst oder rebellisch sind (Schulz von Thun 2011, 197). Das Erwachsenen-Ich wägt ab, welches Verhalten angebracht ist (Schulz von Thun 2011, 197ff.). Auf der Beziehungsseite sind noch andere wichtige Aspekte erwähnenswert, an dieser Stelle wird jedoch auf die Literatur verwiesen.

3.6.   Die Appellseite

Durch die Appellseite hat der Sender die Möglichkeit eine gewisse Wirkung bei dem Empfänger zu erzielen. Entweder möchte der Sender, dass etwas erzielt wird, oder er möchte dadurch etwas verhindern (Schulz von Thun 2011, 242). Dabei ist zu unterscheiden zwischen Ausdruck und Wirkung. Einem ausdrucksorientierten Sender geht es darum, seine Gefühle zum Ausdruck zu bringen, er zeigt das nach außen was in ihm ist (Schulz von Thun 2011, 244). Bei dem wirkungsorientierten Sender geht es vielmehr darum, wie er etwas erreichen kann, um dieses Ziel zu erreichen, muss die Nachricht dementsprechend zusammengesetzt werden, dabei kommt es weniger darauf an, wie der Sender sich innerlich fühlt (Schulz von Thun 2011, 244). Für den Empfänger ist es interessant herauszufinden, ob der Sender ausdrucks- oder wirkungsorientiert ist, da die Reaktion des Empfängers dementsprechend angepasst wird. So stellt sich der Empfänger evtl. die Frage, ob der Sender nur eine gewisse Wirkung beim Empfänger erzielen will, ihn evtl. manipulieren will um seine Ziele zu verwirklichen, oder ob der Sender wirklich das zum Ausdruck bringt, was innerlich in ihm vorgeht und der Empfänger darauf reagieren soll (Schulz von Thun 2011 244ff.). Bei einem gesendeten Appell kommt es jedoch auch vor, dass der gewünschte Effekt des Senders bei dem Empfänger ausbleibt. Es kommt z.B. darauf an, in welcher Beziehung der Empfänger zum Sender steht und ob der Appell angenommen werden möchte, oder ob es zu einem Widerstand kommt (Schulz von Thun 2011, 248f.). Manche Appelle sind völlig zwecklos, da der eigentliche Grund für das Verhalten oder eben Nicht-Verhalten eines Senders in bestimmten Situationen, aus einem ganz anderen Ursprung rüht. Der Empfänger hat dabei gar nicht die Möglichkeit die gut gemeinten Ratschläge des Empfängers umzusetzen, da dies sein innerer Zustand gar nicht zulässt. Es kann sogar sein, dass diese Art von Appelle die Situation des Empfängers verschlechtert (Schulz von Thun 2011, 249ff.). Ein Appell kann ebenfalls bewirken, dass der Empfänger gar nicht die Möglichkeit hat, etwas aus eigenem Antrieb zu tun, da im Vorfeld bereits ein Appell durch den Sender an ihn gerichtet wurde (Schulz von Thun 2011, 251ff.). Ein Appell kann außerdem dazu führen, dass es zu einem inneren Konflikt bei dem Empfänger kommt (Schulz von Thun 2011, 254ff.). Zudem gibt es die sogenannten versteckten Appelle Schulz von Thun 2011, 257ff.). Diese Appelle werden vom Sender bewusst oder unbewusst gesendet und lösen dabei ein gewisses Verhalten beim Empfänger aus, dieses Verhalten erzielt im besten Falle die Ziele des Senders (Schulz von Thun 2011, 257ff.). Verdeckte Appelle erweisen sich häufig als Vorteil, da sie häufig erfolgreicher sind als direkte Appelle und der Sender hat die Möglichkeit sich aus der Verantwortung zu ziehen, da der Appell nicht direkt ausgesprochen wurde (Schulz von Thun 2011, 261ff.). Der Empfänger muss bei manchen Sendern jedoch aufpassen, dass der Sender die versteckten Appelle nicht einzig zu seinem Zwecke benutzt und man problematisches Verhalten damit unterstützt (Schulz von Thun 2011, 264ff.). Das beste Beispiel für versteckte Appelle ist die Werbung 8Schulz von Thun 2011, 268ff.). Außerdem ist der paradoxe Appell der Vollständigkeit halber zu erwähnen, hier geht es darum, dass der Empfänger genau das Gegenteil von dem direkten Appell macht, weil der Empfänger sich dem Sender widersetzen möchte. Weiß der Sender um dieses Verhalten, kann er dies zu seinem Vorteil nutzen (Schulz von Thun 2011, 277ff.).

3.7. Das vier Ohren Modell

Um die vier Seiten einer Nachricht auf Sender- und Empfängerseite verstehen zu können, muss auch auf, das vier Ohren Modell eingegangen werden. In dem vier Ohren Modell geht es darum, dass ein Empfänger eine Nachricht immer auf vier Seiten hören kann, dem Sach-Ohr, dem Selbstoffenbarungs-Ohr, dem Beziehungs-Ohr und dem Appell-Ohr (Schulz von Thun 2011). Meist ist es so, dass der Empfänger auf einem Ohr sozusagen besonders gut hört, was wiederum zu Konflikten führen kann, wenn bspw. der Sender etwas auf der Sachseite gesendet hat, der Empfänger wiederum die Nachricht mit dem Beziehungs-Ohr hört. Dies ist auch der Grund warum die Kommunikation zwischen Menschen häufig so schwierig ist, wenn auf einem anderen Kanal gesendet wird als empfangen wird (Schulz von Thun 2011, 49ff.).

3.7.1. Das Sach-Ohr

Mit dem Sach-Ohr ist gemeint, dass der Empfänger eine Nachricht rein aus der Sachseite betrachtet. Besonders Männer und Akademiker hören sehr häufig Nachrichten auf der Sachseite und versuchen Konflikte auf dieser Ebene zu lösen (Schulz von Thun 2011, 51).

3.7.2. Das Beziehungsohr

Bei dem Beziehungs-Ohr werden Nachrichten auf der Beziehungsseite empfangen. Viele Empfänger haben ein besonders gespitztes Beziehungs-Ohr. Hinter jeder Nachricht werden Botschaften über die Beziehung des Senders zu dem Empfänger gehört, auch wenn das Augenmerk des Senders überhaupt nicht auf diese Seite gerichtet ist (Schulz von Thun 2011, 56). Bei manchem Empfänger ist dies so stark ausgeprägt, dass es schlecht möglich ist, eine von dem Sender auf die Sachseite gewichtete Nachricht, auch auf der Sachseite auszutragen (Schulz von Thun 2011, 56f.).

3.7.3. Das Selbstoffenbarungs-Ohr

Für den Empfänger kann es einfacher sein Nachrichten mit dem Selbstoffenbarungs-Ohr zu hören, anstatt mit dem Beziehungs-Ohr. Dabei geht es darum zu hören, was eine Nachricht über den Sender verrät. Dabei muss der Empfänger nicht bei sich selbst nach Ursachen suchen, vgl. Kapitel 3.7.2., stattdessen sollte der Empfänger sich auf dem Selbstoffenbarungs-Ohr fragen, was sagt mir die Nachricht über den Empfänger (Schulz von Thun 2011, 59ff.). Wenn ein Empfänger mit dem Selbstoffenbarungs-Ohr hört, hat er vielmehr auch die Möglichkeit zu verstehen, warum ein Sender bspw. seinem Ärger Luft machen muss und der Empfänger kann auf das Empfinden des Senders eingehen (Schulz von Thun 2011, 60f.). Eine Gefahr birgt sich jedoch auch hinter dem Selbstoffenbarungs-Ohr. Der Empfänger muss aufpassen nicht alles auf diesem Ohr zu hören, da dies die Gefahr des Psychologisieren mit sich bringt (Schulz von Thun 2011, 62). Eine gute Möglichkeit dieses Ohr für den Sender sinnvoll zu nutzen, ist das aktive Zuhören. Dabei geht es darum zu verstehen, wie der Sender sich fühlt, welche Einstellungen er hat und dies rein aus Sicht des Senders zu sehen, also ohne jegliche Art von Wertung von Seiten des Empfängers mit einfließen zu lassen (Rogers 2006, 323). Mit dieser Art des Zuhörens auf Seiten des Selbstoffenbarungs-Ohrs hat der Empfänger die Möglichkeit, dem Sender bei Veränderungen an sich selbst zu unterstützen (Rogers 2006, 323).

3.7.4. Das Appell-Ohr

Unter dem Appell-Ohr wird verstanden, wenn der Empfänger auf der Seite des Appells hört. Der Empfänger hört einen Appell an sich gerichtet und möchten den Wünschen/Bedürfnissen des Senders gerecht werden, bei manchen Empfänger ist dieses Ohr sehr stark ausgeprägt, sie möchten stets sehr zuvorkommend sein (Schulz von Thun 2011, 64ff.).

3.8. Der Empfang einer Nachricht

Der Sender weiß nie, wie die Nachricht bei dem Empfänger tatsächlich empfangen wird. Da der Sender nicht weiß, welche Erfahrungen der Empfänger in seinem Leben gemacht hat, welche Einstellungen und Ansichten der Empfänger vertritt, kann eine gesendete Nachricht vom Sender zu einer innerlichen Explosion beim Empfänger führen oder aber die Nachricht wird als konstruktive Kritik aufgefasst, auch wenn der Sender diese Reaktion überhaupt nicht beabsichtigt hat (Schulz von Thun 2011, 76ff.). Dies ist davon abhängig, welchen Empfänger der Sender gerade vor sich hat. Der

Empfänger muss sich im Klaren sein, dass die Reaktion auf eine Nachricht, immer einzig und alleine Reaktion des Empfänger selbst ist (Schulz von Thun 2011, 81). Der Empfänger hat sich außerdem ein gewisses Bild von dem Sender gemacht, dies hat zur Folge, dass der Sender manchmal nicht auf den anderen Menschen reagiert, sondern auf das Bild was er im Kopf hat, dies kann gut und schlecht für die Kommunikation sein (Schulz von Thun 2011, 83ff.). Der Empfänger ist hauptsächlich selbst für seine Gefühle und Reaktionen auf Nachrichten verantwortlich und sollte deshalb nicht immer die Schuld beim Sender suchen (Schulz von Thun 2011, 87f.).

3.9.   Interaktion

Unter Interaktion wird nun verstanden, dass ein Gegenspiel stattfindet. Ein Sender hat eine Nachricht gesendet, der Empfänger hat die Nachricht empfangen, innerlich ausgewertet und sich eine eigene Nachricht zurechtgelegt. Diese Nachricht gibt nun der vorherige Empfänger, als Sender weiter und der eben noch Sender war, wird nun zum Empfänger, es werden sozusagen die Rollen getauscht, eine Interaktion findet statt (Schulz von Thun 2011, 91ff.).

4.   Die Anwendung des Kommunikationsmodells in der Praxis

4.1.   Fallbeispiel

Krankenschwester Sabine arbeitet bei einem ambulanten Pflegedienst. Sie fährt täglich morgens im Rahmen ihrer Tour zu Frau Schmidt. Frau Schmidt ist eine 86 jährige demenziell erkrankte Patientin und wird vom ambulanten Pflegedienst täglich morgens bei der Grundpflege unterstützt. Sie lebt bei ihrer Tochter Manuela und deren Familie jedoch hat jeder eine eigene Etage für sich. Manuela ist verheiratet und hat 2 Söhne die 10 und 12 Jahre alt sind. Frau Schmidt aufgrund ihrer Demenz eine Weglauftendenz, was Manuela und ihre Familie ständig „auf trapp" hält. Die Haustür ist seit geraumer Zeit schon abgeschlossen. Frau Schmidt ist außerdem stark wesensverändert, sie fragt immer wieder die gleichen Fragen, ist zeitlich nicht mehr orientiert und auch die örtliche und situative Orientierung nimmt sehr stark ab. Die Pflege ist für Manuela sehr zeitraubend, sie hat kaum noch Zeit für sich. Da Manuela nicht berufstätig ist, bietet sich ihr wenig Gelegenheit das Haus zu verlassen, zudem kommt noch hinzu, dass sie noch Zeit für ihre zwei Söhne aufbringen muss. Für Manuela ist die einzige Erholungszeit am Tag, wenn ihre Mutter schläft, Besuch hat (was selten der Fall ist), oder durch den Pflegedienst versorgt wird. Manuela genießt diese Zeit und nutzt die halbe bis dreiviertel Stunde am Morgen um sich bspw. die Haare zu waschen und zu föhnen, manchmal macht sie auch schnell Besorgungen im Ort, wie zum Metzger zu gehen, oder telefoniert einfach mit ihrer besten Freundin, ohne gestört zu werden. Durch vorherige Patienten ist Schwester Sabine heute später als gewohnt, die gewohnte Zeit ist 8.30, Schwester Sabine ist jedoch heute 30 Minuten später. Frau Schmidt steht jeden Morgen um 7.30 auf. Manuela und Schwester Sabine verstehen sich normalerweis sehr gut, da sie sich mittlerweile durch die Pflegebedürftigkeit von Frau Schmidt schon 4 Jahre kennen und sich fast täglich sehen. Schwester Sabine stellt dadurch eine wichtige Bezugsperson für Manuela dar. Manuela weiß, dass es Schwester Sabine an manchen Tagen nicht möglich ist, die Uhrzeit genau einzuhalten, da auch bei den vorherigen Patienten manchmal ein Gespräch anfällt, oder die Arbeit einfach länger dauert. Doch heute stört sie sich sehr daran, dass Schwester Sabine zu spät ist. Wenn Frau Schmidt noch nicht beschäftigt ist, muss Manuela ihre Aufmerksamkeit stets auf ihre Mutter und nicht auf bspw. ein Telefonat richten. Manuela übernimmt die Pflege ihrer Mutter gerne, doch sie fühlt sich so alleine mit dieser Aufgabe und ist seit einiger Zeit mit der Situation überfordert. Es ist 9 Uhr als Schwester Sabine endlich gestresst klingelt. Manuela öffnet ihr mit einem ärgerlichen Gesichtsausdruck die Tür.

Schwester Sabine: „Guten Morgen Manuela, tut mir leid, ich bin ein bisschen spät dran heute. Ich weiß gar nicht, wo ich mich heute Morgen eigentlich so verzettelt habe, war aber auch viel los heute Morgen. Wie gut, dass du das nicht so schlimm findest, wenn man nicht auf die Minute genau ist"

Manuela: „Guten Morgen Sabine." Manuela sieht jetzt richtig ärgerlich aus, und auch an ihrem Tonfall und ihrer Wortkargheit ist deutlich zu spüren, dass sie sich über etwas geärgert hat.

Schwester Sabine: "Was hat deine Mutter denn wieder angestellt, du siehst ja aus als hätte sie dich mal wieder ganz schön gestresst, aber ist ja gut, dass ich jetzt da bin. Vielleicht solltest du deine Freundin anrufen, hilft dir doch sonst auch immer."

Manuela: „Vielleicht solltest du jetzt endlich mal deiner Arbeit nachgehen, als mir schlaue Ratschläge zu geben."

Sabine: „Werde ich jetzt auch tun. Mir tut es wirklich leid, dass ich heute so spät bin, aber es ging nicht schneller. Ich bin ja auch nur einmal auf der Welt, ich bin es auch manchmal leid, mir das ständig anhören zu müssen." Manuela geht verärgert. Sabine schüttelt nur den Kopf, sich so aufzuregen, nur weil man mal etwas später ist, sonst stört sich Manuela doch auch nicht daran.

4.2.   Pflegende Angehörige demenziell erkrankter Menschen

Angehöriger demenziell erkrankter Menschen sind häufig nach jahrelanger Pflege erschöpft, es kommt immer wieder vor, dass sich dies auch in einem Zustand der Überforderung zeigt. Vielen fällt es schwer, die Überforderung zuzugeben, da sie sich ihren Angehörigen gegenüber verpflichtet fühlen die Pflege bedingungslos zu übernehmen. Doch lässt sich die Belastung eines pflegenden Angehörigen schlecht objektiv darstellen, meist kommt es auf die Belastbarkeit des pflegenden Angehörigen selbst an. Der eine kommt schneller an seine Grenzen als ein anderer, es kann also nur von subjektiver Sichtweise aus beschrieben werden (Fuchs 2000,72f.). Hinzu kommt dann, gerade bei demenziell erkrankten Menschen, dass sie häufig eine Wesensveränderung durchlaufen, dem pflegenden Angehörigen kann es so vorkommen, als würde er die Person, oft Vater/Mutter, gar nicht mehr kennen (Fuchs 2000,80). Auch die Kommunikation mit einem an Demenz erkrankten Menschen ist stark eingeschränkt, da es häufig zu wiederholter Kommunikation kommt (Fuchs 2000, 81). Der Pflegeaufwand, gerade bei demenziell erkrankten Menschen ist enorm und stellt eine körperliche, als auch seelische Belastung dar, für den pflegenden Angehörigen und deren Familie (Fuchs 2000). Häufig kommt es vor, dass Demenzkranke einen gestörten Tag-/Nachtrhythmus haben, was ebenfalls eine Belastung darstellt (Engel 2006, 62). Wenn ein ambulanter Pflegedienst in die Versorgung des Pflegebedürftigen mit einbezogen ist, stellt die professionelle Pflegekraft häufig einen wichtigen Ansprechpartner dar, dies liegt auch daran, dass die Pflegekraft meist schon seit längerer Zeit bekannt ist, da viele Pflegedienste mit Bezugspflege arbeiten (Emmerich 2006, 45). Sie ist aber auch hin und wieder ein Ventil für Angehörige. Bei professionellen Pflegekräften kann der pflegende Angehörige „Dampf ab lassen", häufig passiert dies jedoch indirekt. Angehörige versuchen die professionelle Pflegekraft dazu zu drängen, dass alles so getan wird, wie sie sich die Pflege wünschen, auch wenn es pflegerisch gesehen, vielleicht nicht die beste Möglichkeit wäre, es werden der Pflegekraft demnach Vorschriften gemacht. Die professionelle Pflegekraft kann erpresst werden, mit Aussagen, „Wenn es nicht so gemacht wird, wie wir möchten, dann wechseln wir den Pflegedienst". Da man in einem Dienstleistungssektor arbeitet, können Pflegekräfte in ambulanten Pflegediensten häufig nicht zulassen, dass der Pflegedienst aufgrund von Unzufriedenheit gewechselt wird, da der Pflegedienst auf Kunden angewiesen ist. Es werden häufig Vorhaltungen wegen Zuspätkommens gemacht. Angehörige behandeln den Erkrankten nicht adäquat. Oder die professionelle Pflegekraft bekommt Aggressionen des Angehörigen ab, durch verbale Schimpfattacken. Es können noch unzählige Beispiele aufgeführt werden (demenz-kompakt 2012).

4.3. Anwendung des Kommunikationsmodells im Umgang mit pflegenden Angehörigen demenziell erkrankten Menschen in der ambulanten Pflege, am Beispiel des Fallbeispiels

Die beschriebene Situation des Fallbeispiels (Kapitel 4.1.), ist eine fast alltägliche Situation in der ambulanten Pflege. Es kann immer wieder passieren, dass Pflegekräfte sich verspäten, da es vorkommen kann, dass bei vorherigen Klienten mehr Zeit benötigt wurde, als vorgesehen ist. Dies liegt nicht an schlechtem Zeitmanagement, sondern an den Bedürfnissen vorheriger Klienten. Es stellte sich also die Frage, ob Pflegekräfte mit Kenntnissen, des Kommunikationsmodells von Schulz von Thun, eine Möglichkeit haben, solche Situationen besser meistern zu können. Die im Fallbeispiel beschriebene Situation ist weder für Manuela noch für Schwester Sabine befriedigend, da es zu keiner Klärung des Ärgers kommen konnte. Manuela ist ärgerlich, was auch Schwester Sabine erkennt. Schwester Sabine sucht den Fehler bei sich, sie hört mit dem Beziehungs-Ohr, wie in Kapitel 3.7.2. beschrieben. Sie nimmt die Aussagen von Manuela direkt persönlich, versucht sich selbst zu verteidigen, indem sie sagt, „Mir tut es wirklich leid, dass ich heute so spät bin, aber es ging nicht schneller. Ich bin ja auch nur einmal auf der Welt, ich bin es auch manchmal leid, mir das ständig anhören zu müssen." Schwester Sabine hätte die Aussagen von Manuela aber auch mit dem Selbstoffenbarungs-Ohr, wie in Kapitel 3.7.3. beschrieben, hören können, dann hätte sie sich fragen müssen, was sagt mir das alles über Manuela. Aber zuerst sollen die Aussagen von Manuela einmal betrachtet werden, vielmehr auf welche Seite einer Nachricht sollte bei ihr am meisten geachtet werden. Auf der Sachseite steht eindeutig: „Du bist zu spät.", Manuela erwartet darauf vielleicht, dass Schwester Sabine sich entschuldigt, damit wird für sie diese Seite jedoch schon abgehalten sein, da sich zeigen wird, dass einer anderen Seite viel mehr Gewicht gegeben werden muss. Auf der Beziehungsseite steht bei dem Fallbeispiel die Aussage: „Ich brauche deine schlauen Ratschläge nicht.". Manuela ist trotzig, sie spricht in diesem Moment eindeutig im Kindheits-Ich und Schwester Sabine, springt genau auf dieses Kindheits-Ich an, sie reagiert genauso trotzig (Schulz von Thun 2011, 197). Auf der Appellseite steht, „Hilf mir!". dies wird deutlich, wenn die Selbstoffenbarungsseite noch betrachtet wird, „Ich bin mit dieser Situation im Moment überfordert, ich brauche Zeit für mich.". Anhand des Nachrichtenquadrats wird deutlich, dass es immer mehrere Möglichkeiten gibt, auf eine Nachricht zu reagieren. Die Möglichkeit die Schwester Sabine in dem Fallbeispiel gewählt hat, ist jedoch nicht die beste gewesen, die Kommunikation ist misslungen, da es nicht zu einer Lösung des Konflikts gekommen ist. Besser wäre es wahrscheinlich gelaufen, wenn Schwester Sabine auf dem Selbstoffenbarungs-Ohr und ein Stück weit auf dem Appell-Ohr gehört hätte. Dann hätte sie mitbekommen, dass Manuela sich im Moment überfordert fühlt und Zeit für sich selbst benötigt. Wenn sie dann noch ein bisschen mit dem Appell-Ohr gehört hätte, dass Manuela Hilfe erwartet, dann wäre die Situation ganz anders verlaufen. Vielleicht wäre das Gespräch dann so verlaufen:

Schwester Sabine: „Guten Morgen Manuela, tut mir leid, ich bin ein bisschen spät dran heute. Ich weiß gar nicht, wo ich mich heute Morgen überhaupt so verzettelt habe, war aber auch viel los heute Morgen. Wie gut, dass du das nicht so schlimm findest, wenn man nicht auf die Minute genau ist."

Manuela: „Guten Morgen Sabine." Manuela sieht jetzt richtig ärgerlich aus, und auch an ihrem Tonfall und ihre Wortkargheit ist deutlich zu spüren, dass sie sich über etwas geärgert hat.

Schwester Sabine: „Ich kann verstehen, dass du verärgert bist. Mich würde es auch ärgern, wenn jemand eine halbe Stunde zu spät ist. Ich verstehe, dass dir diese Zeit am Tag sehr wichtig ist, da es deine Zeit ist, mal eine halbe Stunde abzuschalten und du diese Zeit brauchst, da die Pflege deiner Mutter sehr belastend ist."

Manuela: „Genau daran liegt es. Weißt du Sabine, meine Kräfte gehen langsam zu Ende und ich freue mich immer so auf die Zeit wo du kommst."

Schwester Sabine: „Ich versuche die nächsten Tage wieder pünktlich zu sein (Sabine lächelt). Aber wie ich sehe, ist das nicht dein Problem, du brauchst mehr Zeit für dich, als Erholung."

Manuela: „Ja, ich glaube, du hast recht. Ich kenne ja euer Betreuungsangebot, doch habe ich dies bis jetzt immer noch abgelehnt, vielleicht sollten wir es doch mal versuchen."

Schwester Sabine: „Die Idee finde ich gut, wenn du möchtest, spreche ich Frau Müller, die für das Betreuungsangebot zuständig ist an, dann kann sie sich bei dir melden."

Manuela: „Ja, das wäre sehr nett von dir."

So wäre das Gespräch viel besser gelaufen, Schwester Sabine hat in dem Fall mit dem richtigen Ohr gehört, die wäre Situation ist wesentlich angenehmer für beide Seiten ausgegangen. Da es zu einer Klärung gekommen wäre, warum Manuela eigentlich verärgert ist. Schwester Sabine hätte sich dadurch nicht persönlich angegriffen gefühlt, da sie die Nachricht von Manuela mit dem Selbstoffenbarungs-Ohr gehört hätte und nicht mit dem Beziehungs-Ohr. Außerdem bestand auf Seiten des Selbstoffenbarungs-Ohr für Schwester Sabine die Möglichkeit das aktive zuhören anzuwenden, sie konnte

Manuela gegenüber deutlich machen, dass sie Manuela versteht, Manuela hatte dadurch die Möglichkeit, selbst eine Idee zu entwickeln, wie sie etwas in ihrem Leben positiv verändern kann. Außerdem zeigt Schwester Sabine Manuela dadurch, dass sie emphatisch ist, d.h. sie akzeptiert Manuela genauso wie sie ist. Schwester Sabine wäre auf die Form des Kindheits-Ich, aus dem Konzept der Transaktionalen Analyse, gar nicht erst eingegangen, was sich auf die Klärung ebenfalls positiv beeinflusst hätte. Eine Interaktion hat in beiden Fällen stattgefunden, allerdings wäre die Interaktion im zweiten Beispiel deutlich besser abgelaufen, da Schwester Sabine auf das reagiert hätte, was Manuela eigentlich zum Ausdruck bringen wollte. Manuela hätte sich verstanden gefühlt.

4.4. Ziele für die Anwendung des Kommunikationsmodells im Umgang mit pflegenden Angehörigen demenziell erkrankter Menschen für die Pflege

Professionelle Pflegekräfte müssen ständig kommunizieren, ob es im Umgang mit anderen Berufsgruppen, Patienten/Bewohnern/Klienten oder (pflegenden) Angehörigen ist. Dabei ist es für Pflegekräfte sinnvoll Kommunikationsmodelle zu kennen und diese auch anwenden zu können. Im Rahmen der Ausbildung, Gesundheits- und Krankenpflege / Altenpflege, werden die Grundzüge verschiedener Kommunikationsmodelle bereits besprochen, so dass von Beginn an die Möglichkeit besteht, diese in der praktischen Arbeit auch anzuwenden. Da das Kommunikationsmodell von Schulz von Thun bereits auf andere Modelle basiert und darauf aufbaut, eignet sich dieses Modell in der pflegerischen Praxis sehr gut. Die Ziele des Kommunikationsmodells sind es, Kommunikation so verlaufen zu lassen, dass beide Seiten (Sender und Empfänger) mit einem guten Gefühl aus einer Kommunikation gehen können. Es soll vermieden werden, dass Konflikte auftauchen und es somit zu einer misslungenen Kommunikation kommt. Gerade im Umgang mit pflegenden Angehörigen von Demenzkranken kommt es immer wieder zu einem Aufstauen von Gefühlen seitens pflegender Angehöriger, häufig werden diese Gefühle aber anders ausgedrückt, sie werden eben nicht direkt angesprochen, oder nonverbal zum Ausdruck gebracht (demenz-kompakt 2012). Gerade in solchen Fällen ist es besonders sinnvoll für Pflegekräfte das Kommunikationsmodell von Schulz von Thun zu kennen und dieses auch anzuwenden. Dies wird anhand des Fallbeispiels (Kapitel 4.1. und 4.3.) deutlich. Da Pflegekräfte in der ambulanten Pflege, immer eine beratende Funktion gegenüber der pflegenden Angehörigen habe und diese stets so beraten möchten, dass es dem Wohl des Pflegebedürftigen dient, ist es für Pflegekräfte wichtig, Probleme zu erkennen. Da die Kommunikation ein wichtiger Teil dessen ist, die Probleme einer Pflegesituation zu analysieren, dient das Kommunikationsmodell von Schulz von Thun (Emmerich 2006).

5.   Zusammenfassung und Diskussion

Im ersten Teil dieser Hausarbeit wurde das Kommunikationsmodell von Schulz von Thun in seinen Kernelementen dargestellt. Um die zwischenmenschliche Kommunikation im Alltag etwas deutlicher zu gestalten, hat Schulz von Thun das Buch „Miteinander reden: 1" geschrieben. Das Kommunikationsmodell kann in allen Bereichen des täglichen Lebens angewandt werden und wurde nicht speziell für die Pflege entworfen, findet aber dort auch seine Anwendung. Es soll verdeutlichen, dass Kommunikation mehr verbirgt, als so manch einer annimmt (Schulz von Thun 2011, 11ff.). Es wird beschrieben, welche Seiten das Nachrichtenquadrat hat und, dass eine Nachricht mit verschiedenen Ohren gehört werden kann (Schulz von Thun 2011). Im zweiten Teil der Hausarbeit wurde das Kommunikationsmodell auf die pflegerische Praxis transferiert und sollte deutlich machen, wie Kommunikation in einer professionellen pflegerischen Beziehung zu pflegenden Angehörigen besser nicht laufen sollte und wie mit Kenntnissen des Kommunikationsmodells die Situation besser zu lösen gewesen wäre. Außerdem sollte vermittelt werden, unter welchen Belastungen pflegende Angehörige, demenziell erkrankter Menschen, stehen und dies nach jahrelanger Pflege zu einer echten Herausforderung für Angehörige und deren Familie wird. Nach den Auffassungen und den Erfahrungen der Autorin ist das Kommunikationsmodell in der Pflege ein sehr gutes Mittel in solchen Situation noch professioneller reagieren zu können. Die Autorin konnte bereits in ihrer Ausbildung die Kernelemente von Schulz von Thun kennenlernen und konnte dies in einem mehrtägigen Kommunikationstraining noch festigen, durch das Erstellen dieser Hausarbeit wurde das bereits vorhanden Wissen erneut bestätigt und gestärkt. Durch das Kennen des Kommunikationsmodells, konnte die Autorin auch in der Praxis schon einige Erfahrungen damit sammeln und es stellte sich häufig im Umgang mit Angehörigen heraus, dass es sich als äußerst Hilfreich heraus gestellt, dass Kommunikationsmodell in der Praxis anzuwenden. Dadurch konnten einige Konflikte in der zwischenmenschlichen Kommunikation vermieden werden und es kam zu Klärungen in problematischen Situationen. Besonders wenn die Autorin in der Praxis ein offenes Selbstoffenbarung-Ohr hatte, wurde in einigen Situationen deutlich, dass der pflegende Angehörige oder auch der Klient ein ganz anderes Problem hatte, als sprachlich zum Ausdruck gebracht wurde (Fuchs 2000). Wichtig zu erwähnen ist auch in diesem Zusammenhang, dass die Pflegekraft auch nur ein Mensch ist. Gerade in stressigen Situationen, im pflegerischen Alltag, ist es auch ihr nicht immer möglich das Kommunikationsmodell perfekt anwenden zu können. Die im Fallbeispiel beschriebene Situation kommt in der ambulanten Pflege immer wieder genauso vor. Aber gerade wenn Situationen, wie im Fallbeispiel beschrieben, so gelöst wurden, dann dient das

Kommunikationsmodell auch im Nachhinein noch. Das Gespräch kann zu einem späteren Zeitpunkt noch einmal aufgegriffen werden, wenn sich auch die Pflegekraft etwas abreagiert hat und die Situation sich beruhigt hat, dann kann mit Hilfe des Kommunikationsmodells immer noch versucht werden eine Lösung zu finden (Schulz von Thun 2011). Das Fazit der Autorin ist, es ist durchaus sinnvoll und wichtig als Pflegekraft das Kommunikationsmodell zu kennen und auch anzuwenden, doch in manchen Situationen ist es einfach schwierig, da man als Pflegekraft genauso physischen, psychischen und umweltlichen Einflussfaktoren ausgesetzt ist.

Literaturverzeichnis

Emmerich Dirk; Hotze Elke; Martin Moers (2006): Beratung in der ambulanten Pflege. Problemfelder und Lösungsansätze. 1. Auflage. Seelze: Erhard Friedrich Verlag GmbH. 35-40, 45-47

Engel, Sabine Dr. Priv.-Doz. (2006): Alzheimer und Demenzen. Unterstützung für Angehörige. 1. Auflage. Stuttgart: TRIAS Verlag in MVS Medizinverlag Stuttgart GmbH & Co. KG. 62 – 63

Fuchs Sabine (2000): Arbeitshilfen für die Bildungsarbeit mit pflegenden Angehörigen. „Manchmal wünschte ich, er wäre schon tot.....". 1. Auflage. Hagen: Brigitte Kunz Verlag. 45-97

Rogers, Carl R. (2006): Entwicklung der Persönlichkeit. 16. Auflage. Stuttgart: Klett-Cotta. 74-77,276-278,308-311,321-328

Schulz von Thun, Friedemann (2006): Miteinander reden:1.Störungen und Klärungen. 49. Auflage. Reinbek bei Hamburg: Rowohlt Taschenbuch Verlag. 11-296

Schüttlerlin, Sabine; Hoßmann, Iris; Klingholz, Reiner (2011): Demenz-Report. Wie sich die Regionen in Deutschland, Österreich und der Schweiz auf die Alterung der Gesellschaft vorbereiten können. 1. Auflage Berlin: Berlin – Institut für Bevölkerung und Entwicklung. URL: www.berlin-institut.org (06.01.2013)

Staack,Swen; Urban, Annette (2012): Demenz und Angehörigenarbeit. Der schwierige Umgang mit Angehörigen. URL: www.demenz.kompakt.com (06.01.2013)

Watzlawick, Paul; Beavin, Janet H.; Jackson, Don D. (2003): Menschliche Kommunikation. Formen Störungen Paradoxien. 10. Auflage. Bern: Verlag Hans Huber. 53-56

Anhang

Abkürzungsverzeichnis

bspw. - beispielsweise

bzw. – beziehungsweise

ca. – circa

d.h. – das heißt

Dr. - Doktor

etc. – et cetera

evtl. – eventuell

f. – folgende Seite

ff. – folgende Seiten

Priv.-Doz. – Privat Dozent

vgl. - vergleiche